Cinquantadue delle tue più imbarazzanti domande sul sesso - rispose

Introduzione

Com'è il sesso davvero? E sei l'unico a non farlo? Fa male la prima volta? Ti devi preoccupare se stai solo facendo sesso orale? Continuate a leggere per ottenere risposte e consigli reali sul collegamento, la prima volta, come sapere che siete pronti e altro ancora.

Prima volta sesso e intimità

1 Q. L'altro giorno io e il mio ragazzo stavamo collegando e lui ha messo le sue dita nella mia vagina. Ero davvero sorpreso e non mi aspettavo che lo facesse, ma lo lascio comunque. Mentre lo faceva, ha iniziato a fare male, così gli ho detto di smettere. È normale?

A. Quello che hai sentito è del tutto normale. Le vagine sono sensibili e devono essere trattate MOLTO delicatamente. Ancora più importante, però, il tuo ragazzo non dovrebbe sorprendere che ti piaccia. Se tu e il tuo partner volete diventare più intimi fisicamente che deve essere una decisione reciproca - non qualcosa che decidono da soli. Se questo non è un passo con cui ti trovi bene, faglielo sapere. Di 'loro: "Mi piaci davvero, ma non sono pronto per questo." Non è tua responsabilità leggere la mente delle tue api, e dovrebbero sempre chiedere il consenso mentre inizi a diventare più intimo l'uno con l'altro.

2 Q. Quanto è doloroso il sesso la prima volta?
A. Varia. Per alcune ragazze, non c'è alcun dolore; per gli altri, il sesso può essere scomodo. Alcune ragazze sentono disagio quando l'imene si estende o lacrime, che possono

causare un po 'di sanguinamento. A volte una ragazza non può essere eccitata (o si sente nervosa), quindi la sua vagina non è sufficientemente lubrificata per un'esperienza confortevole. I preservativi lubrificati possono aiutare. E, naturalmente, le coppie dovrebbero sempre usare il preservativo ogni volta che fanno sesso per proteggersi da gravidanze non pianificate o malattie trasmesse sessualmente (STD). A volte sarà scomodo per i primi tentativi e poi inizierà a sentirsi meglio. In generale, però, se stai vivendo un sacco di dolore durante il sesso, parla con il medico.

3 Q. Tutti dicono che il sesso è divertente e che si sente bene. Sono vergine e curioso - è proprio vero?

A. Sì, il sesso può essere divertente e sentirsi bene, ma non è vero che il sesso "si sente bene" su tutta la linea in ogni situazione. È impossibile separare l'atto sessuale dalla persona con cui lo stai facendo - o dalla persona che sei.

Perché se non sei veramente pronto a fare sesso, o lo fai

nel rapporto sbagliato o con la persona sbagliata, ti

preoccuperai troppo per godertelo. Ma se ti senti

totalmente a tuo agio e ti interessa, e il sesso è qualcosa per

cui ti senti veramente pronto, allora sì! Può essere

un'esperienza straordinaria.

4 Q. Come fai a sapere quando sei veramente pronto a fare

sesso?

A. Il sesso è molto intimo. Non è solo fisico, può essere

anche emotivo. È normale che gli adolescenti abbiano forti

sentimenti sessuali, ma non sempre significa che devi agire

su di loro. Puoi sentirti fisicamente pronto per il sesso ma

non essere nella giusta relazione per un numero qualsiasi

di motivi. Perché fare sesso può essere così emotivamente

potente, è facile farsi male. Il sesso è solo una parte di una relazione. Anche altre cose importanti - come la fiducia, il rispetto reciproco e la cura - devono essere messe in atto. Infine, nonostante tutta la sua magia, il sesso può avere un rovescio della medaglia, come una gravidanza non pianificata o malattie trasmesse sessualmente (STD).

5 Q. E 'meglio radersi tutti i peli pubici o mantenerne la maggior parte e tagliarli?

A. La cosa migliore da fare con i tuoi pub è ... qualunque cosa tu voglia! Seriamente, sono tuoi, quindi la decisione definitiva spetta a te. Proprio come non ti vesti esattamente degli stessi vestiti dei tuoi amici, non devi nemmeno tenere i tuoi pubes esattamente come li hanno. Non c'è giusto o sbagliato qui - è tutto su come ti senti a tuo agio. E se sei preoccupato di ciò che penserà il tuo partner, sappi questo: stare bene con il tuo corpo si sentirà molto meglio di come i tuoi pube sembrano. Quindi taglia o radiali o lasciali così com'è (perché i peli del corpo sono naturali), comunque preferisci.

6 Q. Il mio ragazzo e ho parlato di fare sesso, ma sono molto nervoso. Ho paura che qualcosa vada storto.

A. Il sesso non dovrebbe fare troppo male la prima volta, ma sicuramente può fare molto male se non sei veramente pronto per questo. Essere nervoso può farti stringere i muscoli e se tu e il tuo partner non avete lavorato fino al rapporto facendo capolino e toccandoli molto prima, il vostro corpo non sarà eccitato, e questo può rendere le cose piuttosto scomode . Ma ecco la cosa: se hai davvero paura di farlo, come dici di essere, allora non sembra che tu sia veramente pronto. Fare sesso è una grande responsabilità, perché sì, c'è sempre la possibilità che qualcosa possa andare storto. Anche se si utilizza la protezione, il preservativo potrebbe rompersi e nessun controllo delle nascite è sicuro al 100%. Può esserci anche il rischio di malattie sessualmente trasmissibili. Hai tutto il diritto di sentirti impazzito per questo e di non volerlo rischiare! Ma quando sei davvero pronto, ti sentirai eccitato e al sicuro ... come il modo in cui ti senti davanti a un ottovolante, una buona paura, non una brutta paura.

7 Q. Il mio ragazzo ed io siamo usciti da quasi nove mesi e siamo appena arrivati alla terza base. È normale? Dovrei lasciargli fare di più?

A. Decidere di fare qualsiasi tipo di passaggio sessuale dovrebbe essere una decisione reciproca, non qualcosa che fai solo perché il tuo ragazzo lo desidera, quindi non c'è niente di sbagliato nel prendere le cose il più lentamente possibile. (Questo potrebbe voler dire uscire con qualcuno per mesi o anche anni senza aver mai fatto sesso!) Se ti piace frequentare e fare cose diverse dal sesso, continua a farlo. È assolutamente normale A molte persone piace lavorare fino al sesso sperimentando prima le altre basi. E se in qualsiasi momento vuoi fare sesso, assicurati di farlo perché lo vuoi davvero, non perché ti senti come dovresti. Non c'è una quantità magica di tempo per stare in una relazione in cui all'improvviso hai bisogno di fare sesso con un partner. Prenditi il tuo tempo e aspetta che ti senta veramente a tuo agio.

8 Q. Il mio ragazzo mi fa pressione per fare sesso. Come faccio a sapere se mi sta usando?

A. A volte nelle relazioni una persona è pronta a fare sesso ma l'altra no. Questo può essere stressante: non vuoi compromettere ciò per cui non sei pronto o ciò in cui credi. Devi fare ciò che è giusto per te. Chiunque cerchi di spingerti a fare sesso non pensa veramente a ciò che conta di più per te. Le persone che spingono gli altri a fare sesso stanno solo cercando di soddisfare i propri sentimenti e spinge al sesso. Se senti la pressione per fare sesso perché hai paura di perdere il tuo ragazzo, potrebbe essere un segno che non sei nella giusta relazione. Il sesso non è qualcosa che dovresti sentire che devi fare. Le relazioni sono pensate per essere divertenti per entrambe le persone. Dovrebbero farti sentire apprezzato, rispettato e supportato, non sotto pressione o a disagio. Se il tuo ragazzo si preoccupa veramente di te, non ti farà pressione perché tu faccia qualcosa in cui non credi o non sei pronto. Quindi parla con il tuo ragazzo di come ti senti. Se è il ragazzo giusto per te, capirà.

9 Q. Sento sempre i miei amici che parlano di fare sesso con i loro fidanzati, ma voglio fare sesso con la mia ragazza. Se faccio sesso con una ragazza, ciò che conta tecnicamente come sesso?

A. Il sesso riguarda la fiducia, il rispetto e l'intimità, quindi ci sono un sacco di modi diversi per fare sesso. Il sesso orale o il sesso con un giocattolo è qualcosa che due partner possono condividere, così come le tecniche del corso esterno come la diteggiatura e la masturbazione reciproca. Il sesso con uno stesso partner sessuale è sicuramente il sesso.

10 Q. Se faccio sesso con una ragazza, sto tecnicamente perdendo la verginità?

A. La verginità è un tema irto a causa di quanto diversamente viene gestito quando si tratta di ragazzi e ragazze. I ragazzi sono incoraggiati a ottenere la verginità con cui non saranno bravi quando iniziano a fare sesso e va bene perché è un processo, ecc. Nel frattempo, alle ragazze viene detto che la verginità è un dono che devi tenere, che è una specie di merce e che stai "perdendo" qualcosa quando fai sesso per la prima volta. La verginità è tua e

tua, e tu scegli cosa farne. Alcune persone potrebbero non

andare mai a letto con i ragazzi (possono dormire con le

ragazze o le persone transgender), e ovviamente non sono

ancora vergini a quel punto. Il sesso riguarda l'intensa

intimità con un altro essere umano, quindi puoi "perdere la

verginità" in diversi modi

11 Q. Che cos'è un orgasmo, esattamente, e come faccio a

sapere se ne ho avuto uno?

A. Un orgasmo è una sensazione fisica intensa e piacevole

che può verificarsi durante il sesso o la masturbazione.

Come molti sentimenti, gli orgasmi sono difficili da

descrivere. Gli orgasmi variano da persona a persona e

possono essere diversi per la stessa persona in momenti

diversi. Alcuni sono più sottili, mentre altri sono molto

potenti. Il cuore di una persona batte più velocemente, la

respirazione si fa più veloce e i muscoli del bacino si

contraggono e poi improvvisamente si rilassano con

un'onda di sentimento che può essere piacevole e, per

molte persone, emotiva.

12 Q. Sono pronto per fare sesso ma non so se il mio S.O.

è. Come posso sollevarlo? Cosa dovrei dire?

A. È fantastico che tu stia pensando a questo in anticipo.

Quando si tratta di sesso, ci sono molte questioni a cui

pensare, come il modo in cui il sesso potrebbe influenzare

la relazione, cosa succede se rimani incinta e come

prevenire le malattie a trasmissione sessuale (MST). A

volte le persone evitano di parlare di questi problemi

importanti perché sono imbarazzati, non sanno come, o

pensano che renderanno l'atmosfera meno romantica. Ma

devi parlare di queste cose in anticipo. Se hai intenzione di

fare sesso, devi proteggerti da gravidanza e malattie

sessualmente trasmissibili. Per lo meno, se stai facendo sesso con un ragazzo, questo significa usare un preservativo. Il tuo ragazzo ha bisogno di capire che è importante per te. Esattamente ciò che le parole che usi per dirgli dipende da te. Ma potresti voler esercitarti a dire le parole a te stesso o ad un amico, così ti sentirai più a tuo agio quando inizi la conversazione.

13 Q. Qual è il problema con la masturbazione? Mi sento così colpevole farlo o parlare con i miei amici a riguardo. È sporco o cattivo per te?

A. Molte persone hanno ascoltato ogni tipo di mito e disinformazione sulla masturbazione. Alcuni temono che la masturbazione possa causare problemi di salute o emotivi, ma non è vero. È normale che gli adolescenti si masturbino. Se qualcuno si masturba così tanto da interferire con la loro vita quotidiana, potrebbe essere un problema. La masturbazione è spesso considerata un argomento privato e alcune persone potrebbero sentirsi imbarazzate nel pensare o chiedere informazioni al riguardo. E quando sei troppo imbarazzato per parlare di qualcosa, potresti sentire e credere a cose che non sono accurate. Se hai dubbi o domande sulla masturbazione, parla con il tuo medico, l'infermiere o un altro consulente sanitario: avranno già sentito domande come questa.

14 Q. Se il mio S.O. e ho appena fatto sesso orale, non posso rimanere incinta, giusto?

A. Non è possibile rimanere incinta solo dal sesso orale o anale. Perché le persone rimangano incinte, lo sperma deve entrare in una vagina - e alla fine attraverso la cervice nell'utero - e questo non può accadere fisicamente con il sesso orale o anale. Tuttavia, se una coppia ha sesso anale e parte dello sperma finisce vicino all'apertura della vagina, c'è la possibilità che possa rimanere incinta.

Sebbene non sia possibile rimanere incinta a causa del sesso orale e anale, è comunque possibile ottenere malattie sessualmente trasmissibili come l'herpes e l'HIV (il virus che causa l'AIDS). Quindi se stai facendo sesso orale o anale, usa sempre un preservativo.

15 Q. Voglio iniziare a usare il controllo delle nascite, ma non voglio dire ai miei genitori che sto facendo sesso. Dove / come posso ottenerlo senza che loro lo scoprano?

A. Può essere difficile parlare ai genitori di fare sesso. Ma sorprendentemente, molti genitori sono ricettivi a discutere di sesso e controllo delle nascite. Tuttavia, se non puoi parlare con i tuoi genitori, c'è molto che puoi fare. Se sei interessato a scoprire le opzioni per il controllo delle nascite e ottenere assistenza sanitaria sessuale, il primo passo dovrebbe essere quello di fissare un appuntamento con il tuo medico (pediatra, ginecologo, medico di medicina adolescenziale o altro fornitore di servizi sanitari). Oppure prendi un appuntamento presso la tua Planned Parenthood locale, la clinica gratuita o il centro di salute degli studenti se sei al college. Inoltre, controlla questo elenco di dove è possibile ottenere i preservativi gratuiti. Non aver paura di discutere il controllo delle nascite con il tuo medico. Grazie al segreto medico-paziente, il tuo dottore non può versare la pillola ai tuoi genitori senza il tuo permesso. La pillola è coperta dalla maggior parte dei piani di assicurazione sanitaria, ma potrebbe non essere un'opzione facile se si è sul piano dei genitori. La pillola può costare da $ 20 a $ 50 al mese, a seconda del tipo, e questo può essere qualcosa che ti puoi permettere senza dover passare attraverso l'assicurazione. Ricorda solo che se vai sulla Pillola, non è un pass gratuito per il sesso non protetto. Dovresti comunque assicurarti che il tuo partner porti sempre un preservativo.

16 Q. La mia vita sessuale è normale?

A. La maggior parte delle persone (specialmente le donne) crede che quello che vogliono in camera da letto sia in qualche modo strano - probabilmente perché molti di noi hanno imparato da bambini che il sesso è sporco e che i nostri bisogni fisici non dovrebbero essere discussi. Ma come adulti, desideriamo ardentemente assicurarci che siamo a posto.

La risposta è "sì, certo, sei normale!" Finché sei al sicuro e non fai del male a nessuno, non c'è motivo di preoccuparsi, imbarazzarsi o vergognarsi dei tuoi desideri o dei tuoi genitali. Meglio ancora, allentare un po 'le tue inibizioni è il primo passo per ottenere la vita sessuale dei tuoi sogni.

17 Q. Con quale frequenza la maggior parte della gente lo accende?

A. Tutti pensano che ci sia qualcun altro che ha molto più sesso di te. Rilassare. La ricerca ha dimostrato che la maggior parte delle coppie americane sposate da lungo tempo fanno sesso una o due volte alla settimana, a condizione che la malattia, la gravidanza, i viaggi, lo stress finanziario o qualsiasi altro problema importante non interferiscano. Per le nuove coppie, accade molto più spesso, ma la frequenza diminuirà gradualmente nel tempo.

18 Q. Come posso comunicare al mio partner ciò di cui ho bisogno a letto?

A. Non è un lettore mentale, quindi devi parlare ed essere chiari su ciò che vuoi. Inquadrare la tua richiesta come complimento funziona davvero. Vuoi che ti piaccia di più?

Ditegli come si è acceso durante l'ultimo atto d'amore perché si è preso davvero del tempo. Prima che tu lo sappia, offrirà più preliminari di quanti ne puoi gestire! Anche le istruzioni delicate possono fare la differenza. Non avere paura di dire cose come: "Possiamo rallentare un minuto", "puoi fare di nuovo quella cosa con la lingua" o "questo ti fa sentire bene, sai cosa lo farebbe sentire ancora meglio (quindi cambia posizione)."

A volte non devi parlare affatto - basta guidarlo sollevando delicatamente i fianchi o spostando il tuo corpo in un modo che funzioni per te. Anche lamentarsi o tubare gli fa capire che sta facendo qualcosa che ti piace. Ricorda che l'obiettivo del tuo partner è quello di renderti felice, quindi ogni direzione (i nostri corpi sono spesso un mistero per loro) o le indicazioni lungo la strada sono sempre apprezzate.

Q 19. Non mi sto accendendo! Perché?

A. La mancanza di libido è un problema comune quando le donne invecchiano e sperimentano i cambiamenti ormonali della menopausa, ma può accadere a qualsiasi età. I livelli di ormone fluttuante possono contribuire (la perimenopausa può iniziare già all'età di 35 anni), ma può farlo anche a casa o al lavoro. I farmaci (alcuni antidepressivi e pillole anticoncezionali sono stati collegati al desiderio sessuale abbassato), la scarsa forma fisica e la mancanza di sonno possono anche essere fattori.

Se hai perso interesse nel sesso, per prima cosa controlla che non sia fisico. Hai abbastanza sonno, esercizio fisico o mangiare sano? Una volta che li hai esclusi, visita il tuo dottore. Saranno in grado di rilevare i cambiamenti dei livelli ormonali o determinare se si tratta di un effetto collaterale di un nuovo farmaco.

Puoi anche provare a gestire i trigger di stress. Se la tua lista di cose da fare quotidiana è travolgente, non essere un eroe; ottenere aiuto. Compra, non cuocere, biscotti per la vendita della scuola. Dì al tuo capo che hai bisogno di più assistenza per un progetto. Se i problemi di denaro ti hanno alle spalle, pianifica un discorso sul bilancio familiare o una sessione con un consulente finanziario. Inoltre, non esitate a confidare in un terapeuta o nel vostro clergyperson se diventa troppo da gestire da solo. E infine, prenditi una pausa per un bagno caldo, un giorno in una spa, una festa con gli amici o una serata con tuo marito.

Piccoli modi per rafforzare il tuo matrimonio

Q 20. Uno di noi ha imbrogliato. Come possiamo superarlo?

A. È possibile riparare il tuo rapporto dopo una relazione. In primo luogo, il partner che ha imbrogliato deve interrompere ogni comunicazione con l'ex-amante e chiarire che sta ricominciando a sposarsi. E la moglie infedele dovrebbe essere completamente onesta sulla sua indiscrezione, ma astenersi dal condividere troppi dettagli cruenti. Next up: Terapia: un consulente per le coppie può aiutarti a scoprire cosa ha portato all'infedeltà e capire come ricostruire la relazione.

Ma, cosa più importante, lascia che la parte lesa si sfoghi, sbraini o pianga per 10 minuti al giorno, mentre l'infedele coniuge ascolta e accetta la ferita che lui o lei ha causato. Limitare queste sessioni di ventilazione a un limite di tempo più breve può ridurre il costante combattimento e consentire a una coppia di concentrarsi sulla ricostruzione. Seriamente, ho visto questa tecnica funzionare per un periodo di sei mesi o meno. Più i coniugi feriti esprimono il loro dolore, più si sentono convalidati e ascoltati, e più leggero diventa il carico emotivo che rende possibile il passaggio.

21 Q. Qual è il modo migliore per condividere le mie fantasie?

A. Questo può intimidire, specialmente se non l'hai mai fatto prima. Semplifica il processo creando un "file fantasy" e conservandolo nella tua camera da letto. Tu e il tuo partner potete scrivere i vostri desideri più profondi su fogli di carta separati e incollarli in una cartella, un quaderno o una scatola. E ogni volta che le cose diventano noiose nella camera da letto, tirale fuori e recitale.

Molte coppie con cui ho lavorato hanno usato con successo questa strategia, compresa una donna vestita da Principe Leia (ciambelline per i capelli e tutto!) Per il marito. Un uomo è stato persino abbastanza coraggioso da indossare un mantello di Zorro per soddisfare la fantasia del bandito mascherato di sua moglie! Alcuni di questi possono

sembrare sciocchi, ma la chiave è accettarsi

reciprocamente per divertirsi e impegnarsi ad esplorare

nuove cose. Sarai sorpreso di quanto la tua vita sessuale

possa trarne beneficio.

Q 22. Come possiamo guadagnare tempo?

A. Le coppie impegnate spesso si perdono il sesso perché

sono overbooking, sovraccarichi, stanchi o tutto quanto

sopra. Ma è essenziale che tu dedichi tempo al tuo

matrimonio (e per estensione, alla tua vita sessuale), non

importa quanto tu sia esagerato. Il tuo matrimonio è la

pietra angolare della tua famiglia e merita la tua

attenzione.

Non aspettare il tempo libero per apparire

miracolosamente; Crealo. Se necessario, rubalo da qualche

altra attività, senza scuse. Scrivi la tua data notturna

settimanale in pietra e interrompila solo per le emergenze.

E inizia a dire "no" alle richieste per il tuo tempo, dal

lavoro di volontariato alle riunioni di famiglia. Puoi anche

lasciare la pulizia della casa o il bucato per un giorno di

pioggia - meglio avere un mucchio di calzini sporchi di un

matrimonio roccioso. Se non prendi il tempo insieme per

la tua priorità, non accadrà.

Modi sexy per bruciare calorie

Q 23. Siamo bloccati in un solco. Come facciamo a

rendere le cose più interessanti?

A. Le coppie a lungo termine spesso scoprono che le cose

possono diventare un po 'noiose dopo un po'. Per

mantenere le cose eccitanti e fresche, fai piccole modifiche

nella tua routine, incluso iniziare il sesso in un momento

inusuale per te, ad esempio, quando entra dalla porta del

lavoro (forse la nonna o un amico possono portare i bambini). Puoi anche provare a introdurre una nuova mossa in camera da letto o semplicemente dare al tuo sposo un bacio lungo e appassionato quando meno se lo aspetta. Un'altra sorpresa sorprendente: dire al tuo partner quanto lo apprezzi e la tua vita insieme cinque volte al giorno.

Rinnova l'equazione inviando e-mail o testi provocatori durante tutto il giorno per farli andare l'un l'altro. Fai finta di essere amanti che hanno un appuntamento segreto e prenota una notte in un hotel locale. Se questo è oltre il tuo budget, trasforma la tua camera da letto in una suite dolce, completa di sane per i cuscini e un film ambientato sull'umore. Prova a fare sesso da qualche parte nuovo e audace, come un bagno al ristorante o il bancone della cucina. Va bene se ti senti un po 'impacciato in un primo momento. Scoprirai che più aggiungi la giocosità alla situazione, più naturale sarà la sensazione - e migliore sarà la tua vita sessuale.

Nonostante la mia raccomandazione, una donna che ho consigliato è stata molto riluttante a "arrendersi alla notte", permettendo al marito di scegliere il ristorante, il suo pasto e persino il suo abbigliamento. La donna era molto controllata e non era stata in grado di rilassarsi abbastanza da provare un orgasmo. Pensavo che costringerla a rinunciare alle redini avrebbe aiutato a scioglierla. E ha funzionato. All'inizio ha resistito, ma ha riferito di essere davvero sorpresa dal lavoro che suo marito ha fatto quando lei gli ha dato la possibilità di fare un passo in avanti. Si sentiva sexy e in quel momento, e aveva fatto sesso con suo marito per la prima volta in molti mesi.

Scarico acquoso

24 Q. Ho uno scarico acquoso, che ha un odore davvero sgradevole e di pesce. Ho paura di andare dal mio dottore perché conosce mia madre. Cosa potrebbe essere? Potrebbe andare via da solo?

A. "Non penso che questo sia qualcosa di particolarmente serio, ma è molto importante che tu lo faccia controllare. La causa più probabile di questo tipo di problema è un'infezione estremamente comune chiamata vaginosi batterica (BV).

"Non è trasmesso sessualmente ed è facile da diagnosticare e curare. Vai alla tua clinica locale di salute sessuale o GUM, che può dirti alla tua prima visita esattamente quello che sta succedendo e darti un trattamento. Puoi riferirti a queste cliniche Sono gratuiti e completamente confidenziali.

"Anche se il tuo medico di famiglia conosce tua madre, lui o lei ha il dovere di rispettare il tuo diritto alla riservatezza se mai andrai da loro per un consiglio o un trattamento."

Macchie sul mio pene

25 Q. Ho dei piccoli punti sui testicoli e alcuni sul pene. Dovrei essere preoccupato?

A. "Non mi preoccuperei se fossi in te. Ci sono molti follicoli piliferi e ghiandole normali sui testicoli e sul pene, che tutti gli uomini hanno, e non causano alcun problema, ma non posso essere completamente sicuro, perché ci sono una serie di problemi della pelle che iniziano come piccoli punti e hanno bisogno di cure.

"Sto pensando in particolare alle verruche genitali, che iniziano come grumi rosa sui genitali, e crescono in dimensioni e numero.Per essere più sicuro, ti suggerisco di fissare un appuntamento presso la tua clinica locale di salute sessuale o GUM, dove lo staff può dirti lì e poi se c'è qualcosa di cui preoccuparsi. "

L'HIV può attraversare i preservativi?

26 Q. Ho recentemente fatto sesso per la prima volta con il mio ragazzo. Abbiamo usato il preservativo, ma non sono sicuro che fosse sufficiente protezione contro l'HIV. Uno dei miei amici dice che l'HIV può attraversare i piccoli fori nella gomma. Lei ha ragione?

A. "Come spesso accade con gli amici, ha torto: se usato correttamente, i preservativi sono un'ottima protezione contro l'HIV e molte altre infezioni trasmesse sessualmente (IST). Sono anche utili per prevenire gravidanze non intenzionali, anche se molte donne usano un metodo più affidabile forma di contraccezione e preservativi per garantire che siano protetti da entrambe le infezioni sessualmente trasmissibili e da gravidanze indesiderate.

Ho bisogno di una contraccezione d'emergenza

27 Q. Dove posso ottenere la pillola del giorno dopo? Ho

fatto sesso con il mio ragazzo la scorsa notte e non

abbiamo usato il preservativo. Posso prendere la pillola

oggi, perché non voglio lasciarlo troppo tardi?

A. "Sì, dovresti essere in grado di ottenerlo oggi senza

alcun problema.Puoi ottenere la pillola ormonale di

emergenza gratuita dagli ambulatori di GP, dalle cliniche

contraccettive di comunità, da alcune cliniche di salute

sessuale, dai centri di accoglienza NHS, da alcuni incidenti

e situazioni di emergenza (A & E dipartimenti e alcune

farmacie. Puoi acquistare la pillola di emergenza dalle

farmacie se hai più di 16 anni.

"Esistono due tipi di pillola contraccettiva d'emergenza

(nota come pillola del giorno dopo) .Il Levonelle funziona

fino a 72 ore dopo che hai avuto rapporti sessuali non

protetti, e ellaOne funziona fino a 120 ore, ma prima lo usi, Sarà più efficace, potrai anche visitare il tuo medico e disporre di un IUD o di una spirale per proteggerti dalla gravidanza, che può essere eseguita fino a cinque giorni dopo il rapporto sessuale non protetto. "

Dolore dopo il sesso anale

28 Q. Recentemente ho fatto sesso anale con il mio ragazzo per la prima volta. Da allora ho dolori terribili alla fine del mio pene quando urino. Non abbiamo usato il preservativo. Pensi che mi sia ferito o preso un'infezione?

A. "È improbabile che tu ti sia ferito, ma è più probabile che tu abbia contratto un'infezione. Suggerirei vivamente di presentarti alla tua clinica locale di salute sessuale (GUM) per un controllo di salute sessuale. infezione, è quasi certamente facile da curare.

"Avere rapporti sessuali non protetti con il tuo ragazzo ti mette sicuramente a rischio di infezioni difficili da trattare, come l'HIV e l'epatite B. Quando vai in clinica, assicurati di ricevere un vaccino contro l'epatite B. Portati con te il tuo ragazzo. "

"Il consulente sanitario presso la clinica può parlare con entrambi di sesso sicuro, e come evitare l'HIV e altre infezioni".

Puoi trovare l'indirizzo di una clinica nella rubrica "salute sessuale".

Prurito al pene

29 Q. Il mio pene prude molto ogni volta che vado in bagno a fare pipì. È stato così per molto tempo, ma recentemente è peggiorato. Ho sentito che lo yogurt può trattare questo tipo di cose. Ho mangiato una grande pentola stamattina, ma mi prudeva ancora.

A. "Hai un'eruzione sulla testa del tuo pene, o è dolorante quando fai la pipì? Se hai un'eruzione cutanea, potresti avere un mughetto." Questa è un'infezione comune, causata da un fungo e non La crema per il clotrimazolo della tua farmacia dovrebbe risolvere il problema, se non funziona vai alla tua clinica di salute sessuale locale per un controllo.

"Se hai dolore quando fai la pipì, potresti avere una STI nella provetta del tuo pene. Fai controllare e trattare presso la tua clinica locale di salute sessuale (GUM), o vedi il tuo medico di famiglia.

"Non ci sono prove che lo yogurt possa ripulire un'infezione, alcune donne trovano che sia d'aiuto con i sintomi del mughetto, ma solo se applicate alla zona interessata, non se la mangi".

Scopri il tordo nelle donne e il tordo negli uomini.

Scarico vaginale

30 Q. Dalla settimana scorsa ho notato una sostanza leggera proveniente dalla mia vagina. Non ha un cattivo odore, ma normalmente non accade. Puoi suggerire una crema per sbarazzartene?

A. "È normale che le donne abbiano del fluido proveniente dalla vagina (perdite vaginali) ed è molto probabile che questa" sostanza "sia il tuo normale fluido vaginale, tuttavia, se si tratta di un nuovo problema, potresti avere un'infezione vaginale.

"Le infezioni più comuni che causano questo problema non sono trasmesse sessualmente, ma ti suggerisco di andare alla tua clinica di salute sessuale locale per un controllo. La clinica è gratuita, riservata e puoi riferirti. per scoprirlo e poi se hai un'infezione o potresti vedere il tuo medico ".

Potrei avere una STI di anni fa?

31 Q. Ho fatto sesso non protetto quando avevo poco più di vent'anni. Potrei avere un'infezione e non saperlo?

A. "È possibile che infezioni come l'HIV impieghino anni prima che si manifestino i sintomi.Non è stata diagnosticata una persona su sei con HIV negli Stati Uniti.La clamidia spesso non ha sintomi, ma può influire sulla fertilità se non trattata. Se hai qualche dubbio, organizza un check-up con la tua clinica GUM locale. "

Potrei essere sterile da una precedente infezione?

32 Q. Ho avuto un'infezione quando ero più giovane e l'ho trattato. Ora sto pensando di iniziare una famiglia. Quali infezioni potrebbero impedirmi di avere un bambino?

A. "La clamidia e la gonorrea possono entrambi portare alla sterilità se non trattate, sebbene la maggior parte delle persone che hanno avuto queste infezioni non abbia

problemi permanenti.

"Chlamydia è facile da trattare una volta rilevata, ma molte

persone con clamidia non hanno sintomi e non sono

consapevoli della loro infezione.Se pensate di essere a

rischio, andare a fare un controllo e test. I test per la

clamidia è ora veloce, indolore e facile da fare, con la

maggior parte delle persone che si sottopongono a un test

delle urine o un tampone auto-prelevato. "

Scopri i sintomi della clamidia.

Devo dire al mio partner della mia storia STI?

33 Q. Ho avuto un trattamento per un'infezione qualche

anno fa e non è più tornato. Devo dirlo alla mia nuova

ragazza?

A. "Dipende da quale STI hai: alcuni possono essere completamente curati con antibiotici, ma altri possono ripresentarsi o non causare sintomi.

"In genere è bello essere aperti sulla tua storia sessuale con un nuovo partner e praticare sempre sesso sicuro usando il preservativo.Se non sei sicuro, chiedi alla tua clinica locale di chirurgia gengivale o alla salute sessuale (GUM)."
Trova la clinica più vicina o puoi cercare l'indirizzo di una clinica nella rubrica "salute sessuale".

Riesci a trasportare un STI ma non lo prendi davvero?
34 Q. Ho sentito che le persone possono portare malattie senza essere infettate da sole. Ci sono infezioni che vengono catturate solo dagli uomini o solo dalle donne?
A. "No, non è possibile portare una malattia senza essere infetto da te stesso.Tuttavia, è comune avere una STI senza

alcun sintomo, ma comunque trasmetterla a qualcuno

quando fai sesso con loro. Non ci sono IST che sono solo

catturati da uomini o catturati solo da donne.Se pensate di

essere a rischio di una STI, l'unico modo per scoprirlo è di

avere un check-up STI ".

Se il mio partner ha una STI, ho bisogno anche di un

trattamento?

35 Q. La mia ragazza ha la clamidia e dice che ho bisogno

di farsi curare. Ma non ho sintomi, quindi qual è il punto?

A. "La tua ragazza ha ragione, è molto importante che tu

vada per il trattamento anche se non hai sintomi, perché la

maggior parte delle persone che hanno la clamidia non ha

sintomi.

"Se non si ottiene il trattamento, passerai questa infezione

alla tua ragazza.La clamidia può essere un problema molto

serio, in particolare per le donne, che possono diventare

sterili se non viene trattato."

Devo essere controllato per le IST?

36 Q. Pensi che dovrei fare un check-up regolare in una

clinica? La mia ultima visita è stata due anni fa, ma da

allora ho avuto sei o sette partner.

A. "Sì, un check-up sarebbe una buona idea: molte

malattie sessualmente trasmissibili non causano sintomi e

il check-up è molto semplice. Se ti sei trasferito dall'ultima

visita in clinica, puoi trovare la clinica più vicina Qui."

Quanto dura il trattamento?

37 Q. Quanto dura di solito un ciclo di trattamento per una STI?

A. "Non esiste una media, perché tutte le IST sono diverse: molte infezioni sessualmente trasmissibili sono trattate con dosi singole, tuttavia alcuni cicli di trattamento durano una settimana o possono essere più lunghi".

Cosa succede quando testano le infezioni?

38 Q. Ho un'eruzione cutanea e sono spaventato, ma ho anche paura di cosa accadrà se vado in una clinica. Farà male?

A. "No, non farà male. Di solito un medico o un infermiere ti chiederanno la tua storia sessuale e ti consiglieranno quali test ti serviranno. Oggi molte persone che hanno un check-up STI non hanno più bisogno di un esame interno o eventuali tamponi, anche se alle donne potrebbe essere chiesto di prendere un tampone vaginale.

"Di solito, devi solo effettuare un esame del sangue per l'HIV e la sifilide, e un test delle urine o un tampone auto-preso per la clamidia e la gonorrea.Alcune donne devono sottoporsi a un esame vaginale interno con tamponi. un piccolo tampone prelevato dalla punta del pene.

"Il personale ti spiegherà la procedura: hai tutto sotto controllo, quindi diglielo se non sei soddisfatto di qualsiasi test che suggeriscono."

Scopri come visitare una clinica STI.

Posso vedere una donna dottoressa?

39 Q. Non voglio discutere dei miei affari con un uomo perché è imbarazzante. Posso chiedere di vedere una dottoressa?

A. "Sì, assolutamente, nessuno può farti vedere un medico o un infermiere di sesso maschile o femminile se non ti senti a tuo agio. Occasionalmente, potresti dover aspettare un po 'più a lungo finché qualcuno adatto non sarà disponibile."

Posso avere l'HIV senza fare sesso?

40 Q. Ho sentito che l'HIV è un rischio quando andiamo all'estero. C'è il rischio di contrarre l'HIV se non si dorme con qualcuno in vacanza, ma invece si fanno altre cose sessuali?

A. "Ammesso che tu non abbia sesso vaginale o anale non protetto (senza preservativo), è molto improbabile che tu possa essere a rischio di contrarre l'HIV, ma non c'è il rischio che l'HIV si bacini e si tocchi.

"Se offri un sesso orale a un uomo, c'è un piccolo rischio di contrarre l'HIV, soprattutto se viene in bocca. Alcune persone usano il preservativo (puoi ottenere preservativi aromatizzati) per il sesso orale." Non c'è rischio di HIV se un uomo tu sesso orale. "

Posso prendere uno STI dall'avere un bagno?

40 Q. Sto condividendo un bagno con gli studenti e ho sentito che dovresti disinfettare la vasca prima di fare il bagno, poiché non sai mai se qualcuno delle persone che usa la stessa vasca ha le MST. Quanto è probabile che io catturi una STI da qualcuno condividendo una vasca? Che ne dici di fare il bagno insieme a qualcuno che ha una STI? Dovrei essere testato?

A. "Penso che sia una buona idea sciacquare il bagno con un po 'd'acqua dopo che qualcuno l'ha appena usato, dopotutto, non vuoi fare il bagno nello sporco di qualcun altro! Ma non è necessario disinfettare il bagno Questo non è un modo per trasmettere le IST.

Domande sulla salute sessuale, con chi parlare?

41 Q. Ho più domande sulla salute sessuale. Con chi posso parlare?

A. Puoi trovare l'indirizzo di una clinica nella rubrica sotto "salute sessuale".

Fare sesso durante il periodo

42 Q. È sicuro avere rapporti sessuali durante il mio periodo?

A. Non ci sono rischi unici di fare sesso durante la settimana rossa, tranne che la possibilità di una gravidanza è più complicata. Se hai un ciclo di 28 giorni, ovuli 14 giorni prima dell'inizio del ciclo successivo, quindi saresti relativamente "al sicuro" dalla gravidanza. Ma se hai un ciclo di 22 giorni e quindi ovuli il giorno otto, avere rapporti sessuali immediatamente dopo il tuo periodo sarebbe decisamente più "rischioso". "Nessun tempo è mai perfettamente sicuro, ma molte donne che capiscono il loro schema ovulatorio possono dire quando hanno più o meno il rischio di rimanere incinta". Naturalmente se usi il preservativo o un'altra forma di controllo delle nascite, dovresti stare bene, e poiché alcune donne riportano un aumento di sensazione e piacere durante quel periodo del mese, potresti volerlo considerare.

Preoccupazioni per i pruriti

43 Q. Quando dovrei preoccuparmi di prurito laggiù?

A. Dal momento che il prurito giù può accadere a causa di qualsiasi cosa, da infezioni sessualmente trasmesse o infezioni da lieviti a pantaloni troppo stretti o stare in abiti da palestra umidi per troppo tempo, può essere difficile sapere quando preoccuparsi. Se non sei sicuro della fonte e il prurito persiste dopo la doccia, ti consigliamo di fissare un appuntamento con il tuo medico di famiglia.

Differenza tra normale PMS e PMS disfatto, bisogno-Meds

44 Q. Qual è la differenza tra PMS normale e PMS disfatto e bisognoso?

A. Il malumore è una parte comune di PMS. Ciò che è raro, tuttavia, è l'ansia che rende difficile il funzionamento nella vita quotidiana o la depressione che ti lascia altamente irritabile, così che stai esplodendo agli altri o ti senti senza speranza e piangendo. Questi sintomi potrebbero indicare disordine disforico premestruale (PMDD). Se il tuo PMS sta interferendo con la tua vita, parla con il medico, in quanto la PMDD può essere trattata con cambiamenti dello stile di vita, terapia e farmaci.

Scarico vaginale

45 Q. Quanto discarica giornaliera è normale?

A. Dimentica "normale", la quantità di scariche vaginali varia da donna a donna e il colore e la consistenza cambiano man mano che progredisci per tutto il ciclo. "La cosa più importante è sapere cosa è normale per te. Se noti cambiamenti improvvisi nel tuo congedo, fissa un appuntamento con il tuo medico per identificare cosa può succedere, come un'infezione vaginale.

Sesso dopo la ceretta

46 Q. Devo davvero aspettare di avere rapporti sessuali dopo la ceretta?

A. Potresti aver sentito che hai bisogno di nix nookie per 24 ore dopo il tuo brasiliano perché le micro-lacrime create durante la procedura ti rendono più suscettibile alle infezioni. Tuttavia, il rischio è minimo. "Puoi fare sesso in qualsiasi momento dopo la ceretta." Quindi vai per questo se non sei troppo sensibile e non puoi aspettare.

Bassa libido

47 Q. Non sono mai in the Mood. Cosa potrebbe causare la mia scarsa libido?

A. "Ci sono così tante possibili ragioni - psicologiche, relazionali e fisiche - che non desideri che sia difficile sapere da dove cominciare". A volte è proprio dove ti trovi nella vita, ad esempio se hai avuto di recente un bambino o sei in perimenopausa, che può iniziare già dai 30 anni. Ma se il problema dura più di qualche mese, è una buona idea vedere il medico per escludere problemi fisici come basso estrogeno o ipotiroidismo. Assicurati di menzionare eventuali farmaci che stai prendendo, come molti farmaci da prescrizione (in particolare antidepressivi) e gli integratori sono accompagnati da diminuzione della libido come effetto collaterale.

Se tutto si verifica normalmente, parla con un terapista sessuale. La tua inesistente unità potrebbe semplicemente essere il risultato di una relazione a lungo termine: la prima ondata di lussuria si è placata, e ora il tuo desiderio potrebbe essere più reattivo e non calciare fino a dopo aver iniziato i preliminari con il tuo partner.

Scarica durante il sesso

48 Q. Quanta scarica è normale durante il sesso?

A. La lubrificazione e le secrezioni vaginali sono una parte assolutamente normale e necessaria di fare sesso e ogni donna è diversa. "Alcune donne hanno un sacco di secrezioni durante il sesso, altre ne hanno di più quando si eccitano molto durante i preliminari o quando raggiungono l'orgasmo, alcune donne addirittura eiaculano". Finché ti senti bene, dimenticalo, così puoi concentrarti su quanto il buon sesso si sente. Se ti interessa davvero, puoi sempre mettere un asciugamano per proteggere i tuoi fogli.

Eiaculazione femminile

49 Q. Quindi c'è davvero una cosa simile all'eiaculazione femminile?

A. Gli uomini non sono gli unici che possono eiaculare. Alcune donne spruzzano anche a causa della stimolazione del punto g. "Il fluido è più simile al fluido prostatico negli uomini. Si accumula nelle ghiandole dello skene ed esce attraverso l'uretra durante l'orgasmo ", spiega, anche se non tutte le donne lo sperimentano, la maggior parte delle donne probabilmente imparano a eiaculare se sono sicure e a proprio agio con lo sperimentare, ma proprio come un orgasmo, non c'è motivo per cercare di forzarlo, specialmente se così facendo ti distrae dal goderti il momento.

Sesso durante la gravidanza

50 Q. Posso avere un rapporto sessuale sicuro durante la gravidanza?

A. Finché non si ha una complicazione medica come una placenta previa, un'incompetenza cervicale o un'emorragia vaginale inspiegabile, è del tutto soddisfacente farlo in qualsiasi modo sia più comodo per te e il tuo partner. Mentre la maggior parte delle donne si trova bene in una varietà di posizioni per i primi due trimestri, alla terza potrebbe essere necessario essere strategici. La maggior parte delle donne ritiene che trovarsi dalla propria parte sia più semplice, ma provare una varietà di posizioni e utilizzare i cuscini per trovare ciò che funziona meglio per te e per il tuo uomo. Basta fare attenzione a sdraiarsi sulla schiena, perché così facendo le donne incinte possono diventare vertigini e nausea, non proprio quella sensazione

d'amore!

www.ingramcontent.com/pod-product-compliance
Lightning Source LLC
Chambersburg PA
CBHW070050260726
48658CB00002B/832